CONSIDÉRATIONS

SUR

DEUX CAS

DE

LUXATION DE L'ÉPAULE

EN ARRIÈRE ET EN BAS

(LUXATION RÉTRO-AXILLAIRE)

PAR

Le Docteur Fernand BOTTEY
Ancien interne en médecine et en chirurgie des hôpitaux de Paris,
Membre correspondant de la Société anatomique,
Médaille de bronze de l'Assistance publique,
Lauréat de l'École de médecine de Poitiers (1877).

PARIS
A. PARENT, IMPRIMEUR DE LA FACULTÉ DE MÉDECINE
A. DAVY, successeur
52, RUE MADAME ET RUE MONSIEUR-LE-PRINCE, 14

1884

CONSIDÉRATIONS

SUR

DEUX CAS

DE

LUXATION DE L'ÉPAULE

EN ARRIÈRE ET EN BAS

(LUXATION RÉTRO-AXILLAIRE)

DU MÊME AUTEUR

Le Magnétisme animal, étude critique et expérimentale sur l'HYPNOTISME, ou sommeil nerveux, provoqué chez les *sujets sains* (léthargie, catalepsie, somnambulisme, suggestions, etc.). In-18 de 300 pages. Plon et Nourrit, éditeurs, 1884.

La Sorcellerie dans le Béarn. *Progrès médical*, 1882.

Du traitement des chancres simples et des bubons chancreux par l'emploi de l'acide pyrogallique. *Revue de dermatologie*, 1883.

Considérations sur un cas d'obstruction intestinale, datant de dix-huit jours, levée par l'électricité faradique. *Progrès médical*, 1884.

Communications à la Société anatomique : Abcès alvéolaire du foie, 1881. — Luxation des vertèbres cervicales par flexion forcée de la tête, 1882. — Luxation de la 5e vertèbre cervicale sur la 6e par extension exagérée de la tête, 1882. — Tumeur stéatomateuse à coque calcifiée du ventricule gauche du cœur, 1884.

Lithiase rénale phosphatique d'origine myélopathique, 1884. (*Bullet. de la Société anat.*)

Revue de thérapeutique pour l'année 1884. *Année médicale*.

Revue de thérapeutique. *Progrès médical*, 1883 et 1884.

GILLES DE LA TOURETTE et F. BOTTEY. — **Note sur un cas de sialorrhée** d'origine nerveuse. (*Bulletin de la Société de biologie*, 1884.)

CONSIDÉRATIONS

SUR

DEUX CAS

DE

LUXATION DE L'ÉPAULE

EN ARRIÈRE ET EN BAS

(LUXATION RÉTRO-AXILLAIRE)

PAR

Le Docteur Fernand BOTTEY

Ancien interne en médecine et en chirurgie des hôpitaux de Paris,
Membre correspondant de la Société anatomique,
Médaille de bronze de l'Assistance publique,
Lauréat de l'École de médecine de Poitiers (1877).

PARIS

A. PARENT, IMPRIMEUR DE LA FACULTÉ DE MÉDECINE

A. DAVY, successeur

52, RUE MADAME ET RUE MONSIEUR-LE-PRINCE, 14

1884

CONSIDÉRATIONS SUR DEUX CAS

DE

LUXATION DE L'ÉPAULE

EN ARRIÈRE ET EN BAS

LUXATION RÉTRO-AXILLAIRE)

INTRODUCTION.

Pendant notre internat chez notre excellent maître M. le professeur Richet, à l'Hôtel-Dieu, nous eûmes l'occasion d'observer un cas de luxation de l'épaule en arrière, ne pouvant être rapporté à aucun des types décrits jusqu'alors dans les auteurs. La tête de l'humérus, au lieu de se trouver placée sous l'angle postérieur de l'acromion ou dans la fosse sous-épineuse, était située à plus de deux travers de doigt au-dessous de l'apophyse acromiale et en arrière du bord axillaire de l'omoplate ; il s'agissait là d'une variété nouvelle de luxation scapulo-humérale *en arrière et en bas.*

Nous venons d'avoir, cette année, la bonne fortune de constater un cas nouveau absolument semblable. C'est pourquoi nous avons pensé qu'il serait intéressant de relater ces deux observations, en les faisant suivre des quelques considérations qu'elles peuvent suggérer; notre but sera rempli si nous avons pu apporter un appoint de plus à l'étude des luxations de l'épaule en arrière, dont la connaissance symptomatologique est encore de date relativement si récente.

CHAPITRE PREMIER.

OBSERVATIONS.

Observation I (publiée par nous dans le *Progrès médical*, 5 août 1882). — Le 21 mai 1882 entre à l'Hôtel-Dieu, salle Notre-Dame, n° 5, dans le service de M. le professeur Richet, la nommée Rouss..., âgée de 78 ans (1). Cette femme, il y a deux jours, glissa dans la rue et tomba de sa hauteur sur l'épaule droite, chute qui détermina une luxation scapulo-humérale de ce côté.

A l'inspection, on constate tout d'abord que le coude est porté en avant, l'avant-bras étant demi fléchi sur le bras. Relativement au tronc, le membre est dans une position moyenne, ni écarté, ni rapproché. L'avant-bras est en supination. Un peu au-dessus du milieu du bras on remarque une disposition en coup de hache, très accentuée surtout lorsqu'on met le bras dans l'horizontalité; dans cette position, l'humérus semble absolument fracturé.

La paroi de l'aisselle est abaissée. La partie antérieure et externe de l'épaule est très aplatie : les

(1) Cette malade a été l'objet d'une clinique de M. le professeur Richet, qui s'est surtout étendu sur les symptômes de cette luxation.

fibres deltoïdiennes descendant pour ainsi dire presque perpendiculairement vers leurs attaches humérales. La région postérieure de l'épaule, au contraire, est légèrement bombée, surtout du côté externe.

En pratiquant la palpation sur la paroi antérieure de l'aisselle, on constate que la tête humérale a abandonné la cavité glénoïde de l'omoplate. On sent que cette cavité est absolument vide ; son bord antérieur est saillant sous le doigt : elle a été repoussée en avant par la tête, que nous allons retrouver tout à l'heure en arrière.

Si on explore avec les doigts l'apophyse coracoïde, l'acromion et l'épine du scapulum, on ne constate nullement la tête de l'humérus au-dessous de ces saillies osseuses. Ce n'est qu'au-dessous et en arrière du bord externe de l'omoplate, dans l'épaisseur de la paroi postérieure de l'aisselle, à plus de deux travers de doigt au-dessous du bord postérieur de l'acromion, qu'on arrive à trouver cette tête avec tous ses caractères (grosse et petite tubérosités, gouttière bicipitale, etc.) qui sont très nettement appréciables, l'exploration étant d'autant plus facile que la malade est extrêmement maigre et que le gonflement de l'épaule malade est très peu notable : par suite d'un mouvement de rotation de la tête, les deux tubérosités sont senties, la petite en dehors, la grosse en arrière. On note également une légère encoche entre la tête humérale et l'extrémité inférieure de la cavité glénoïde, ce qui prouve que les deux surfaces osseuses ne sont pas en rapport immédiat. Enfin, dans le creux de l'aisselle, on sent parfaitement l'artère humérale avec les nerfs qui l'entourent.

En mesurant avec un cordon la distance qui sépare l'acromion de l'épicondyle, on trouve 26 centimètres du côté malade et 27 cent. 1/2 du côté sain.

Les mouvements actifs sont impossibles, la malade soutient son coude avec la main gauche. Les mouvements communiqués sont presque nuls; la projection en avant, c'est-à-dire l'exagération de la position actuelle, peut être produite dans une certaine limite. Lorsqu'on veut, au contraire, projeter le bras en arrière, on sent un léger déplacement du côté de l'omoplate dont la cavité glénoïde s'avance un peu en avant, repoussée par la tête humérale. Ces différentes manœuvres sont douloureuses et font constater quelques frottements au niveau des parties luxées.

Une ecchymose s'étend jusqu'au coude sur toute la région antéro-interne du bras.

Il n'y a aucune contracture du côté des muscles péri-articulaires.

La réduction est pratiquée avec facilité. En raison de l'âge de la malade et de la flaccidité absolue des muscles qui n'apporteront aucune résistance, on n'emploie pas le chloroforme : une simple impulsion directe, dirigée d'arrière en avant, suffit pour faire rentrer la tête dans sa cavité articulaire. Le bras est mis dans une écharpe de Mayor.

Le 10 juin, les mouvements ne sont pas encore

complètement revenus. Il y a un peu de paralysie du deltoïde qui réagit mal sous les courants électriques : le nerf circonflexe a subi sans doute une légère compression. Après quelques séances d'électrisation qui rétablissent la motilité dans le membre, la malade part le 16 pour le Vésinet.

Observation II. — La nommée Joséphine R..., 72 ans, couchée salle Carrette, bâtiment Mazarin, hospice de la Salpêtrière, tomba le 1er avril 1884, à 8 heures du matin, en voulant se lever de son lit. Dans sa chute, l'épaule gauche porta sur le rebord d'une chaise, ce qui provoqua une luxation scapulo-humérale de ce côté.

Aussitôt après cet accident, la malade se plaignit d'une douleur assez vive, et les mouvements du bras gauche devinrent impossibles. L'infirmière crut à une simple contusion de l'épaule et fit des applications d'eau fraîche à ce niveau.

Les phénomènes douloureux s'accentuant de plus en plus, tellement que le poids du bras devenait intolérable, on nous fit appeler, et voici ce que nous constatâmes à 1 heure de l'après midi, c'est-à-dire cinq heures environ après la production de la luxation.

Cette femme nous raconte tout d'abord que lorsqu'elle était jeune, entre 20 et 25 ans (elle ne se rappelle plus au juste), elle s'était démis l'épaule gauche en tombant. Le *rebouteur* du village où elle habitait lui avait « raccommodé » l'épaule, en lui tournant le bras dans différents sens; elle ne peut nous dire au bout de combien de temps elle avait pu se servir de son membre luxé, car ses souvenirs à ce sujet sont très vagues.

L'exploration de la région malade est très facile, par suite de l'extrême maigreur du sujet qui permet pour ainsi dire d'anatomiser son squelette; de plus, il n'existe encore aucun gonflement. Le membre est dans une demi-flexion, légèrement écarté du tronc et porté en avant; le poids du bras est intolérable, aussi la malade soutient-elle son coude gauche à l'aide de sa main droite. L'avant-bras est en supination.

Le moignon de l'épaule est sensiblement abaissé; cet abaissement est surtout très net au niveau de la paroi antérieure de l'aisselle. Le creux sous-claviculaire est intact.

L'inspection fait également constater un aplatissement très net de la partie antéro-externe de l'épaule. En arrière, au contraire, on note une légère voussure.

A la palpation, on ne trouve aucune saillie dans l'aisselle; on sent que la cavité glénoïde est complètement vide, et, à travers la paroi antérieure du creux axillaire, on peut en apprécier tous les contours.

Il en est de même de l'apophyse coracoïde et de l'acromion, que l'on peut délimiter parfaitement par la palpation, sans rencontrer nulle part la tête humérale adjacente à ces saillies osseuses.

Si, au contraire, on déprime légèrement la paroi postérieure de l'aisselle, on rencontre aussitôt la tête de l'humérus accolée derrière le bord externe de l'omoplate, et à deux bons travers de doigt au-dessous de l'angle inférieur de l'acromion : on enfonce, en effet, facilement l'index et le médius dans l'espace limité en bas par la saillie de la tête et en haut par l'apophyse acromiale.

On apprécie aisément les deux saillies formées par les tubérosités du trochin et du trochiter, et il est très facile de se rendre compte que toute la partie sphéroïde de la tête humérale repose sur la face postérieure de l'omoplate et que le col chirurgical seul se trouve en rapport avec la saillie postérieure du bord externe du scapulum. La petite tubérosité regarde en dehors, la grosse en arrière : or, on sait qu'à l'état normal la première de ces saillies regarde en avant, et la seconde en dehors ; la tête a donc subi dans son déplacement un mouvement de rotation en dehors.

La distance de l'acromion à l'épicondyle est de 26 centimètres 1/2 du côté malade et de 27 centimètres 1/2 du côté sain.

La malade ne peut exécuter aucun mouvement spontané. Ceux que l'on veut provoquer sont insignifiants et très douloureux.

La réduction est opérée par impulsion directe. Pendant que, de la main gauche, nous exerçons au niveau du coude, un léger mouvement de rotation de dehors en dedans pour faciliter le dégagement de la tête humérale, avec la main droite, nous pratiquons, au niveau de cette tête, une impulsion dirigée d'arrière en avant et en dehors. Les muscles, absolument flasques, n'opposent aucune résistance à cette manœuvre de réduction. Le bras est mis dans une écharpe de Mayor.

Les jours suivants, une ecchymose apparut au niveau de la partie antéro-interne du bras.

Les phénomènes douloureux se montrèrent encore lorsque, au bout de huit jours, la malade voulut essayer de pratiquer quelques mouvements spontanés. Outre la douleur, il existait une certaine parésie du bras dans les mouvements d'élévation.

Le 15 avril, quinze jours après la réduction, les mouvements spontanés ou provoqués n'étaient presque plus douloureux, mais on notait encore une grande faiblesse dans le membre.

Le 23 avril, les mouvements de l'articulation pouvaient être opérés comme à l'état normal.

CHAPITRE II.

DESCRIPTION DE LA LUXATION RÉTRO-AXILLAIRE.

Comme on a pu en juger à la lecture des deux observations précédentes, nous sommes ici en présence d'une variété nouvelle de luxation de l'épaule en arrière. La tête de l'humérus, au lieu d'être située sous l'angle postérieur de l'acromion ou dans la fosse sous-épineuse, comme dans les deux types décrits jusqu'alors par les auteurs, se trouve, au contraire, à plus de deux travers de doigt au-dessous de l'apophyse acromiale. On peut donc lui donner le nom de *luxation de l'épaule en arrière et en bas*, ainsi, du reste, que le proposa M. le professeur Richet, lorsqu'il examina la malade qui fait le sujet de notre première observation.

De plus, la tête de l'humérus se trouve située en arrière du bord externe ou axillaire de l'omoplate, le col chirurgical de la tête reposant sur ce bord; que si, par conséquent, on considère la situation de l'os du bras par rapport au bord *axillaire* du scapulum, on peut encore donner à cette luxation la dénomination de *rétro-axillaire*.

Reprenons les particularités principales qui caractérisent ce genre de déplacement articulaire, les rapports des parties luxées pouvant être exactement délimités, par suite de l'extrême maigreur des sujets.

La tête de l'humérus est placée à deux larges travers de doigt au-dessous de l'acromion, c'est-à-dire à quatre centimètres environ du bord inférieur de cette apophyse. L'axe du corps de l'humérus, prolongé en haut, passerait à peu près vers le milieu de l'épine du scapulum.

La tête, dans sondéplacement, a subi un mouvement de demi-rotation en dehors, comme on peut aisément s'en rendre compte par la palpation des deux tubérosités et de la gouttière bicipitale : cette dernière est devenue externe ; la petite tubérosité est devenue antéro-externe, la grosse postérieure. Les rapports nouveaux produits par cette rotation sont les suivants : le trochin, ou petite tubérosité (point le plus rapproché du bord externe de l'omoplate) est situé à trois centimètres de distance de l'extrémité inférieure de la cavité glénoïde ; le trochiter, ou grosse tubérosité, se trouve placé sous une ligne verticale qui, prolongée en haut, passerait à deux centimètres environ en dedans de l'angle postérieur de l'acromion.

Par suite du double mouvement d'abaissement et de rotation en dehors que subit la tête humérale lorsqu'elle est chassée de sa cavité articulaire, le prolongement osseux qui fait relief à la partie interne, et qui constitue la portion vraiment saillante du col anatomique, ce prolongement, disons-nous, d'inférieur qu'il était, à l'état normal, devient alors antérieur et va se loger dans cette gouttière verticale qui se trouve située à la partie externe de la face postérieure de l'omoplate, entre la fosse sous-épineuse et le bord externe du scapulum.

La portion de la tête sous-jacente au col anatomique, et qui représente la partie interne du col chirurgical, s'accote par sa concavité à la crête oblique saillante qui est située en arrière du bord externe de l'omoplate et qui donne insertion au muscle petit rond. (Voir la figure).

Cette propulsion en bas et en arrière de la tête humérale, détermine, par une sorte de mouvement de bascule, une projection du corps de l'humérus en avant, comme nous l'avons constaté dans les symptômes cliniques. De même, la supination de l'avant-bras est une conséquence du mouvement de rotation du bras et de la contraction du biceps, qui, par suite de l'abaissement du bras, est légèrement tiraillé, et réagit en se contractant et en produisant la demi-flexion de l'avant-bras et la supination.

La longue portion du triceps est également tiraillée.

La tête de l'humérus est en rapport en arrière avec le muscle deltoïde, qui est entraîné avec elle vers la ligne médiane, et dont les fibres d'insertion brachiale tendent à devenir verticales, d'où production du *coup de hache*.

Les muscles sous-épineux et petit rond sont mis dans un état de relâchement, par suite de la projection de la tête en dedans, c'est-à-dire vers leurs insertions fixes. Le sus-épineux et le sous-scapulaire, au contraire, sont fortement tiraillés, et leurs tendons sont attirés en dedans en se réfléchissant, le premier sur le bord externe de l'épine qui lui sert de poulie, et le second sur le bord externe de l'omoplate. Ces déplacements doivent nécessairement s'accompagner d'une énorme distension et peut-être d'une déchirure de la capsule articulaire.

Le grand rond est également abaissé. Il en est de même du grand pectoral, ce qui est très visible à l'inspection de la paroi antérieure de l'aisselle.

Nous signalerons le rapport important qu'affecte le nerf circonflexe avec les parties luxées et qui nous expliquera la parésie du deltoïde que nous avons notée dans nos deux observations. On sait, en effet, que, à l'état normal, ce nerf émerge en arrière d'un petit quadrilatère limité en haut par le muscle petit rond, en bas par le grand rond, en dehors par l'humérus, et en dedans par la longue portion du triceps, ce petit espace se trouvant situé en dedans, en bas et en arrière de l'articulation scapulo-humérale. Or, dans la *luxation en arrière et en bas* ou *rétro-axillaire*, cet espace quadrilatère va être en partie rempli par la tête de l'humérus qui, en s'abaissant et en se projetant en dedans et en bas, entraînera avec elle le nerf circonflexe et le comprimera entre sa surface osseuse et le tendon de la longue portion du triceps.

Dans les deux cas que nous rapportons, nous

avons observé le raccourcissement du bras. Cette diminution de longueur (1 centimètre 1/2 dans le premier cas, 1 centimètre dans le second) peut paraître étonnante tout d'abord, étant donné que la tête, en quittant la cavité articulaire, va se placer à 4 ou 5 centimètres environ de sa position primitive, déplacement qui devrait produire par conséquent un allongement du membre. Or, cet allongement est réel, et le raccourcissement constaté par la mensuration n'est qu'apparent. Si l'on considère, en effet (le bras étant dans la position moyenne), le sommet de l'acromion (A), le point de la tête humérale qui correspond au centre de la cavité glénoïde (B), la saillie de l'épicondyle (C), on peut, à l'aide de ces trois points, former un triangle dont le côté AC mesurera le sinus de l'angle ABC. Mais, lorsque la tête humérale est propulsée de sa cavité, en même temps qu'elle se dirige en bas, elle va se loger, comme nous l'avons dit, dans la dépression externe de la fosse sous-épineuse, en suivant la déclivité de la partie postérieure du bord axillaire de l'omoplate. Dans cette nouvelle situation, le point A (acromion) de notre triangle n'a pas bougé; le point C (épicondyle) ne s'est que peu déplacé; seul, le point B (tête humérale) est devenu mobile et s'est rapproché de la ligne médiane : l'ouverture de l'angle dont il représente le sommet s'est notablement modifiée; celui-ci est devenu beaucoup moins obtus, et la mensuration de son sinus, déterminée par le côté AC, donnera nécessairement une diminution de longueur.

Afin de bien accentuer les caractères principaux qui distinguent la luxation de l'épaule *en arrière et en bas*, nous allons les établir dans un tableau d'ensemble.

Luxation en arrière et en bas ou rétro-axillaire :

1° Aplatissement très prononcé du moignon de l'épaule ;

2° Saillie de l'angle antérieur de l'acromion et de l'apophyse coracoïde ;

3° Paroi antérieure de l'aisselle abaissée ;

4° Creux sous-claviculaire conservé ;

5° Aucune saillie dans l'aisselle. Saillie de la tête humérale à deux travers de doigt au-dessous de l'acromion et en arrière du bord externe de l'omoplate.

En arrière, entre la tête et l'acromion, dépression profonde dans laquelle on peut enfoncer les doigts.

En avant, légère dépression entre le col chirurgical de l'humérus et la partie inférieure de la cavité glénoïde ;

6° Coude en avant et dans la position moyenne ;

7° Rotation du bras en dehors. Avant-bras en supination ;

8° Raccourcissement du bras ;

9° Mouvements volontaires impossibles. Mouvements communiqués presque nuls et douloureux. Parésie du deltoïde.

Nous ferons suivre ce tableau des signes diagnostiques de la luxation sous-acromiale, afin que l'on puisse saisir aisément les différences symptomatiques qui séparent ces deux variétés de luxation, Ces signes sont empruntés au Traité de pathologie externe de Follin et Duplay (t. III, p. 265.)

Luxations sous-acromiale et sous-épineuse :

1° Aplatissement peu prononcé du moignon de l'épaule ;

2° Saillie de l'angle antérieur de l'acromion et de l'apophyse coracoïde ;

3° Paroi antérieure de l'aisselle déprimée ;

4° Creux sous-claviculaire conservé ;

5° Aucune saillie dans l'aisselle. Saillie de la tête de l'humérus au-dessous de la rainure de l'acromion ou dans la fosse sous-épineuse (signe pathognomonique) ;

6° Coude rapproché du tronc et en avant ;

7° Rotation du bras en dedans ;

8° Léger allongement du bras ;

9° Mouvements volontaires difficiles. Mouvements communiqués presque nuls et très douloureux.

CHAPITRE III.

DÉTERMINATION NOSOLOGIQUE DE LA LUXATION RÉTRO-AXILLAIRE.

S'il est un fait curieux à noter, c'est que les annales de la science soient absolument muettes sur la luxation que nous venons de décrire, et qui présente cependant, comme nous l'avons montré, des caractères très nets et très tranchés.

Malgaigne (1) qui, après J.-L. Petit, a le premier bien déterminé les différents déplacements de la tête humérale dans les luxations de l'épaule, relate 34 cas de luxation sous-acromiale, la première observation remontant à 1804, et quelques cas de luxation sous-épineuse.

Depuis Malgaigne, de nouveaax faits, assez nombreux, de luxation de l'épaule en arrière ont été observés et rapportés dans diverses publications (2).

(1) Traité des fractures et des luxations, 1855.

(2) Demarquay. Gaz. des hôp., 1862.
Hailey. Brit. med. Journ., 1863.
A. Després. Gaz. des hôp., 1865.
Benj. Anger. Traité iconog. des maladies chirurgicales, 1866.
Tillaux, 1867. Cas cité dans Anat. topographique.
Lafaurie. Th. doct., 1869.
Denonvilliers. Pièce du Musée Dupuytren, n° 731 bis.
Desclaux, cité par Panas; Dict. de Jaccoud, art. Epaule, et d'autres observations *passim*.

Or, dans aucun de ces cas, nous n'avons trouvé d'observation ayant quelque analogie avec la variété que nous étudions en ce moment.

A quoi tient cette particularité ? Aurions-nous affaire à un type de luxation scapulo-humérale tellement rare, qu'il n'en aurait jamais été observé, jusqu'ici, d'autres cas que les deux que nous signalons ?

Nous ne le pensons pas. Pour nous, la luxation *en arrière et en bas* que nous décrivons ne constituerait pas une variété nettement définie, à détermination fixe. Elle ne serait, dans certains cas, que *le premier degré de la luxation sous-acromiale*, dans le mécanisme de laquelle elle jouerait un rôle pathogénique important, ainsi que nous allons essayer de le démontrer.

Les luxations de l'épaule, on le sait, peuvent être produites par des causes tantôt directes, tantôt indirectes. Nous laisserons de côté ces dernières (chute sur le coude, la paume de la main, contraction musculaire), pour ne nous occuper que des causes directes, les seules qui rentrent en ligne de compte dans la variété de luxation qui nous occupe. Du reste, ainsi que le signalent Malgaigne et beaucoup d'autres auteurs (1), les causes efficientes directes agissent beaucoup plus souvent qu'on ne le pense, ce qui tient à ce que le mécanisme suivant lequel se produit le déplacement articulaire

(1) Voir Follin et Duplay. Traité de pathologie externe, t. III.

échappe à peu près complètement dans bien des cas.

Or, voyons ce qui doit vraisemblablement se passer dans la production de la luxation sous-acromiale.

Supposons une violence extérieure appliquée sur l'épaule, et dirigée d'avant en arrière et de dehors en dedans. La tête humérale va abandonner la cavité glénoïde, en passant par dessus le segment postérieur du bourrelet glénoïdien ; mais elle est aussitôt arrêtée dans son mouvement rétrograde par la saillie de l'angle postérieur de l'acromion. La force du choc extérieur primitif continuant toujours son action, la tête de l'humérus s'arc-boutera alors sur cet angle osseux, comme sur un pivot, et exécutera un mouvement de demi-rotation (1) en vertu duquel les deux tubérosités humérales se placeront en arrière et en dehors, et la portion saillante du col anatomique que nous avons signalée, s'adaptera à cette gouttière oblique qui limite en dehors la fosse sous-épineuse : de plus, en raison de la déclivité du bord axillaire de l'omoplate et de la gouttière que ce bord délimite, la tête se trouvera naturellement invitée à glisser de haut en bas dans une petite étendue, et ira se placer à deux travers de doigt au dessous de l'apophyse acromiale.

Dès lors, la luxation *en arrière et en bas* ou *rétro-axillaire* telle que nous l'avons décrite, se trouve

(1) Ajoutons que cette demi-rotation est également favorisée par un mouvement de pivot que la tête opère, en même temps, sur le segment postérieur du rebord glénoïdien.

constituée, avec tous ses caractères anatomiques et cliniques. (Voir la figure).

Mais ce déplacement, résultat d'une violence extérieure, ne constitue qu'un premier temps et serait de courte durée. A cette première phase, en effet, succéderait un second temps qui aurait pour facteur principal la contraction musculaire.

Dans cette situation pathologique de la tête humérale, certains muscles de l'épaule, comme nous l'avons vu, sont fortement tiraillés : nous citerons en particulier les muscles rotateurs en dedans (sous-scapulaire, grand pectoral), élévateurs (sus-épineux), deltoïde (l. p. du biceps) et adducteurs (biceps, grand pectoral, c. p. du triceps). Cette distension forcée amène une réaction qui se manifeste par une contraction des fibres musculaires, contraction dont le résultat est de faire remonter la tête au dessous de l'angle postérieur de l'acromion.

Ce second temps constitue la *luxation sous-acromiale*, qui reste ensuite définitivement fixée dans sa variété morbide par la tonicité des mêmes muscles qui ont contribué secondairement à l'établir. C'est alors que les symptômes de tout à l'heure vont se modifier singulièrement, par suite de l'ascension de la tête et de sa rotation en dehors : l'aplatissement du moignon de l'épaule diminuera considérablement, la saillie de la tête changera de place, le coude se rapprochera du tronc (1), le bras se mettra en ro-

(1) Ce mouvement d'adduction forcée du bras sera lui-même une conséquence de la réaction de la courte portion du biceps et de la longue porton du triceps tiraillées.

tation en dedans et sera légèrement allongé, etc.; en un mot, on constatera les signes décrits habituellement avec la luxation sous-acromiale.

La réaction qui se produit à la suite de tiraillement excessif des muscles, et qui tend à faire remonter la tête humérale, a pour facteurs *l'élasticité* et la *contractilité* de la fibre musculaire.

Les muscles, comme on le sait, sont élastiques à un très haut degré : on conçoit donc que, lorsqu'ils sont allongés, ils tendent à reprendre une partie de leurs dimensions premières.

La contractilité, au point de vue physiologique, doit être divisée, comme le fait remarquer avec juste raison M. le professeur Richet, en *contractilité spontanée* et *provoquée*. La première, qui comprend la tonicité, l'élasticité et la rétractilité, « est la manifestation de cette propriété de raccourcissement inhérente à la fibre charnue, en dehors de tout stimulant appréciable à nos sens » (1).

Nous venons de signaler tout à l'heure l'influence de l'élasticité, l'une des propriétés de cette contractilité spontanée. La contractilité provoquée, au contraire, encore appelée *irritabilité*, est ce pouvoir que possède la fibre charnue de se contracter sous l'influence d'un stimulant. Or, le stimulant incitateur peut agir d'une façon directe ou réfléchie, c'est-à-dire porter directement sur la fibre musculaire ou les nerfs moteurs, ou au contraire sur les nerfs sensitifs des muscles afin de provoquer *in situ* leur contraction par action réflexe. C'est justement suivant ce dernier mode que se produit la contraction des muscles élévateurs et rotateurs en dedans. Dans le second temps du mécanisme de la luxation sous-acromiale que nous venons de décrire, le tiraillement de ces muscles et de leurs nerfs sensitifs détermine une excitation initiale périphérique qui réagit, à son tour, en provoquant par voie réflexe la contraction de ces mêmes muscles.

Ainsi, pour nous, le type clinique de luxation

(1) Richet. Traité pratique d'anatomie médico-chirurgicale, 1879, p. 148.

sous-acromiale, tel qu'il est décrit par les auteurs, reconnaîtrait, lorsque sa production serait due à un choc direct, deux phases bien distinctes dans son mécanisme : 1° un premier stade, dans lequel la tête irait se placer à deux travers de doigt au dessous de l'acromion (*luxation en arrière et en bas* ou *rétro-axillaire*; 2° un second temps, dans lequel la contractilité et l'élasticité des muscles tiraillés par le déplacement précédent feraient remonter la tête au dessous del' acromion (*luxation sous-acromiale*).

En vertu de quelle cause ce second temps a-t-il manqué dans nos deux observations et avons-nous pu observer le premier stade qui, seul, est resté fixé dans son développement primitif? Nous devons en rechercher la raison dans l'âge très avancé de nos deux malades.

Si, en effet, on passe en revue les différentes observations de luxation de l'épaule en arrière relatées par les auteurs, on remarquera que les sujets chez lesquels ces cas ont été observés sont tous des adultes dont l'âge oscille autour de 40 ans : les âges les plus avancés sont cités par Malgaigne et appartiennent, l'un à une femme de 60 ans et un autre à un homme de 62 ans. Nous noterons, de plus, que, dans ce relevé, il s'agit de luxations en arrière dues à des causes tant indirectes que directes.

On avait donc affaire, dans tous les cas, à des malades dont les muscles, par suite de leur âge, possédaient intacts leurs attributs physiologiques (irritabilité et élasticité) : ces muscles pouvaient donc réagir facilement contre le tiraillement de leurs fibres, et, en se contractant vigoureusement, devaient faire sortir la tête de sa situation primitive et la faire remonter en haut, dans le second temps que nous avons décrit.

Dans nos deux observations, au contraire, nous nous sommes trouvé en présence de deux vieilles femmes, âgées l'une de 78 ans, l'autre de 72 ans, extrêmement maigres, et dont les muscles, absolument flasques et sans aucune réaction (1), ont été incapables de déplacer la tête humérale de sa position primitive. Voilà pourquoi celle-ci est restée fixée dans sa luxation primitive, *en arrière et en bas*, en constituant une nouvelle variété morbide qui n'eût été que transitoire et de courte durée si les sujets avaient été des adultes, et qui aurait été bientôt remplacée par le type définitif de la luxation sous-acromiale.

(1) « Les muscles des vieillards, disent Cornil et Ranvier (Histologie pathologique, 2e édit.), présentent constamment un certain nombre de faisceaux atrophiés et en dégénérescence graisseuse....

« Dans l'amaigrissement, les faisceaux musculaires diminuent d'épaisseur, tout en conservant leur structure. Les cellules adipeuses perdent une partie de leur graisse, reviennent sur elles-mêmes ; la gouttelette graisseuse qui en occupe le centre a diminué de volume ; elle peut même avoir complètement disparu, tandis que la cellule a conservé ses dimensions et s'est remplie d'un liquide séreux, comme cela s'observe également dans l'œdème du tissu cellulo-adipeux sous-cutané coïncidant avec l'amaigrissement....

« Dans la dégénérescence graisseuse, les éléments envahis par la graisse se détruisent. Il est probable que les éléments anatomiques subissent en même temps d'autres modifications de nutrition qui rendent leur vie impossible. »

Nous avons essayé, avec l'aide de notre collègue et ami Gilles de la Tourette, de provoquer expérimentalement sur cadavre la luxation *en arrière et en bas* que nous venons de décrire. Nous sommes loin d'avoir reproduit cette luxation avec des caractères aussi tranchés que ceux que nous avons observés sur le vivant ; cependant les résultats que nous avons obtenus sont assez nets pour justifier la théorie que nous avons édifiée.

1re *expérience.* — Sujet de 65 ans, maigre, couché sur le dos, l'épaule droite portant à faux. De façon à bien diriger le sens de la violence extérieure, nous appliquons sur la partie antérieure du moignon de l'épaule un morceau de bois, agissant comme une sorte de mandrin conducteur, et nous frappons sur ce mandrin à l'aide d'un maillet. Nous avons bien soin de pratiquer la percussion d'avant en arrière, de dehors en dedans, et un peu de haut en bas.

Au bout de trois ou quatre coups secs, mais assez violents, on sent manifestement le rebord antérieur de la cavité glénoïde, qui fait saillie sous les téguments, ce qui indique que la tête humérale commence à se luxer en arrière.

Une nouvelle série de coups de maillet luxe complètement la tête, qui vient se placer au-dessous et en avant de l'angle postérieur de l'acromion, tout en restant encore contiguë, par sa partie antérieure, à la circonférence postérieure du bourrelet glénoïdien.

Nous pratiquons de nouveaux chocs sur la tête de l'humérus, mais, après le troisième, nous sentons que celle-ci s'écrase, ce qui nous empêche de pousser plus loin l'expérience.

La dissection de l'épaule luxée nous donne les résultats suivants : la tête humérale n'est plus en rapport avec l'angle postérieur de l'acromion; elle en est séparée d'un centimètre environ. Elle a subi un mouvement de rotation très léger mais fort appréciable, si l'on en juge par la situation de la grosse tubérosité qui regarde bien plus en arrière et en dehors qu'à l'état normal.

La petite tubérosité, la partie antérieure de la tête et du col chirurgical sont fracturées en beaucoup d'endroits ; il y a un véritable écrasement qui a amené à ce niveau plusieurs déchirures de la capsule articulaire. Cet écrasement a été favorisé par une raréfaction énorme du tissu spongieux, que l'on constate sur toute l'extrémité supérieure de l'os du bras.

Cette expérience qui, nous l'avouons, est loin d'être absolument démonstrative, en raison des lésions multiples que nous avons provoquées, nous fait cependant assister à la production d'une luxation en arrière par cause directe qui ne représente pas le type anatomo-pathologique de la luxation sous-acromiale. Les deux caractères que nous avons constatés, à savoir une légère distance séparant la tête humérale de l'apophyse acromiale et un léger mouvement de rotation de l'humérus en dehors, en font déjà un premier degré, si minime qu'il soit, de *luxation en arrière et en bas* ou *rétro-axillaire*.

2e *expérience*. — Sujet de 80 ans, très maigre. Nous pratiquons, comme précédemment, plusieurs séries de coups de maillet sur la partie antérieure de l'épaule droite, le choc étant dirigé d'avant en arrière et de dehors en dedans.

Dans un premier temp s, la tête de l'humérusabandonne la cavité glénoïde et va s'accoter contre la face antérieure de l'acromion.

Dans un second temps, la tête glisse de haut en bas le long de cette face, et va se placer au-dessous et en avant de l'angle postérieur de l'acromion ; mais, sous l'influence des chocs, cette apophyse se fracture au niveau de sa racine.

Dans un troisième temps, la tête abandonne complètement l'angle postérieur de l'apophyse acromiale, au-dessous duquel elle va se placer à plus d'un centimètre. En même temps que ce mouvement d'abaissement, elle a subi un mouvement de rotation, en vertu duquel la portion saillante formée par l'union des deux cols (anatomique et chirurgical) est venue se placer au-dessous et en dedans du col de l'omoplate.

La capsule articulaire est complètement déchirée dans toute sa partie postérieure. Il est impossible de reconnaître dans quel sens s'est produite cette ulcération.

3e *expérience*, pratiquée sur l'épaule gauche du même sujet.

Dès les premiers chocs nous avons eu une fracture complète de l'extrémité supérieure de l'humérus au niveau du col chirurgical, immédiatement au-dessous des deux tubérosités. Malgré cela, nous avons pu assister à un mouvement d'abaissement de la tête humérale et de très légère rotation de celle-ci autour de l'angle postérieur de l'acromion. La tête, dans cette expérience, n'a pas abandonné la saillie de l'angle acromial, mais elle est venue se mettre en rapport avec le segment postérieur du rebord glénoïdien par le point le plus culminant de sa surface sphérique.

CONCLUSIONS.

1° Il existe une variété de luxation de l'épaule en arrière, non décrite jusqu'alors dans les auteurs, et dans laquelle la tête de l'humérus se trouve située à plus de deux travers de doigt au-dessous de l'apophyse acromiale.

2° Cette luxation peut être appelée *en arrière et en bas*, ou encore, si l'on considère la position de la tête humérale relativement au bord axillaire de l'omoplate, *rétro-axillaire*.

3° Observée chez deux vieillards âgés de plus de 70 ans, cette luxation a été produite par choc direct. Elle se caractérise par des symptômes cliniques particuliers qui la différencient des luxations sous-acromiale et sous-épineuse.

4° Cette variété de luxation ne constitue pas un type morbide à part, dans la série des luxations scapulo-humérales. Elle représente le premier degré d'un grand nombre de luxations sous-acromiales produites par *choc direct;* puis, par suite de la contraction musculaire consécutive au tiraillement des muscles (contractilité provoquée), jointe à leur élasticité, la tête humérale remonte secondairement et va se placer sous l'acromion.

5° Si, dans nos deux observations, le déplacement de la tête s'est maintenu à son premier stade (en arrière et en bas), c'est que nous avions affaire à des sujets très âgés et très maigres, dont les muscles n'offraient aucune réaction.

Chez les adultes, au contraire, cette première phase n'est que transitoire : la mise en jeu de la contractilité et de l'élasticité de certains muscles de l'épaule (deltoïde, sus-épineux, l. p. du biceps) fait remonter la tête, en même temps que celle des muscles grand pectoral et sous-scapulaire la fait tourner en dedans, et que la réaction de la c. p. du biceps, du triceps et du grand pectoral rapproche le bras du tronc ; dès lors la luxation sous-acromiale est constituée.

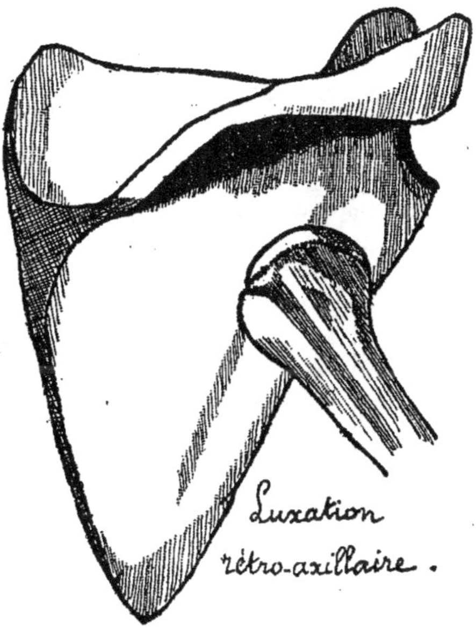

Luxation rétro-axillaire.

TABLE DES MATIÈRES

Paris. — A. PARENT, imp. de la Fac. de médec., A. DAVY, successeur, 52, rue Madame et rue M.-le-Prince, 14.

IMPRIMERIE DE LA FACULTÉ DE MÉDECINE

www.ingramcontent.com/pod-product-compliance
Lightning Source LLC
LaVergne TN
LVHW021527140926
848035LV00047B/1238